LA MAGIA PARA
PERDER PESO

LA MAGIA PARA PERDER PESO

. . . .

LOIRA ROCAMAR

Número de Control de la Biblioteca del Congreso de EE. UU.:		2015903321
ISBN:	Tapa Dura	978-1-5065-0105-5
	Tapa Blanda	978-1-5065-0107-9
	Libro Electrónico	978-1-5065-0106-2

La información, ideas y sugerencias en este libro no pretenden reemplazar ningún consejo médico profesional. Antes de seguir las sugerencias contenidas en este libro, usted debe consultar a su médico personal. Ni el autor ni el editor de la obra se hacen responsables por cualquier pérdida o daño que supuestamente se deriven como consecuencia del uso o aplicación de cualquier información o sugerencia contenidas en este libro.

Información de la imprenta disponible en la última página.

Fecha de revisión: 30/03/2015

Para realizar pedidos de este libro, contacte con:
Palibrio
1663 Liberty Drive
Suite 200
Bloomington, IN 47403
Gratis desde EE. UU. al 877.407.5847
Gratis desde México al 01.800.288.2243
Gratis desde España al 900.866.949
Desde otro país al +1.812.671.9757
Fax: 01.812.355.1576
ventas@palibrio.com
697896

Índice

PROLOGO

El camino de la vida, siendo yo la conductora, me llevo a convertirme en médico y luego a alcanzar la especialidad en Alimentación y Nutrición, esta última inspirada por la necesidad de mi esposo Guillermo, médico internista, de brindar educación a sus pacientes que adolecían de enfermedades metabólicas tales como diabetes, hipertensión arterial, dislipidemia (colesterol y/o triglicéridos elevados en sangre), entre otras. Sin imaginar que la educación y motivación en salud, se convertiría en una de las pasiones de mi vida, y lo mucho que aprendería de mis pacientes.

En el proceso de educación aprendizaje, tanto para los pacientes como para mí misma, el apoyo solicitado que prevalecía y continua cada vez en aumento es, "quiero perder peso", y los que acudían y acuden para apoyo de sus enfermedades metabólicas, en su mayoría, la raíz del problema es el sobrepeso y la obesidad.

Fue así como inició entonces una intensa jornada de auxilio a quienes lo solicitaban, de arduo estudio e investigación, para mantener actualizados los conocimientos, y poder suplir las demandas individuales de cada persona. Asistiendo a congresos y literalmente devorando libros de papel y electrónicos, mientras retumbaban en mis oídos frases como: "lo he intentado todo sin resultados", "mi metabolismo es lento", hasta el aire que respiro me engorda", "¿el agua fría engorda?", "quiero cuidarme pero no puedo, empiezo y nunca termino", "esa dieta me hizo rebotar", "esos productos me hicieron rebotar", "y eso, ¿no produce rebote?", "es que yo como por ansiedad", etcétera, etcétera, etcétera.

En ese caminar de más de 20 años me encontré con una y mil fórmulas supuestamente **mágicas** para perder peso; algunas con respaldo científico, otras basadas en testimonios personales, con o sin fundamento, o en proceso de investigación. Entre ellas un sin número de "dietas", productos químico-farmacéuticos (algunos ya fuera del mercado mundial), y naturales (enfocados en aumentar metabolismo, quemar grasa, controlar la ansiedad para comer, ganar masa muscular, etcétera), máquinas y sistemas varios para hacer ejercicio físico (muchos de ellos de muy alto impacto, y con mucho grado de dificultad), masajes, cirugía bariátrica, procedimientos estéticos y ofertas de todo tipo, prometiendo la reducción de 30 libras o más en un mes. Una tempestad de información que muchas veces en lugar de aclarar confunde. Mientras tanto en mí día a día mantenía al frente personas deseosas de encontrar esa **magia** para bajar peso. Unas venían, seguían, regresaban y siguen viniendo, otras venían y no regresaban, otras venían, se perdían y regresaban y se volvían a perder y otras ni siquiera lo intentaban. ¿Cómo me doy cuenta que no lo intentaban?, porque cuando conocían de mis servicios, me contactaban diciendo, "allá voy a llegar", y sigo esperando que sus pensamientos y deseos se conviertan en acción.

Todo este proceso de aprendizaje, me hizo descubrir la verdadera **magia** para perder peso, al preguntarme a mí misma: ¿Cuál es la diferencia entre aquellas personas que sí tuvieron, tienen y mantienen sus resultados, y aquellas que se pasan la vida buscándolos convirtiéndose en un círculo vicioso de sube y baja, llenos de ansiedad permanente, si a todos se les brinda la misma oportunidad?

Este libro, te enseña el camino para encontrar **La Magia para perder peso.** Prepara el escenario para que la lectura de este libro y la consiguiente acción que debes poner en el día a día se conviertan en tu ritual.

Loira Rocamar

DEDICO Y AGRADEZCO CON AMOR

Desde lo más profundo de mí ser, primero al Creador del Universo, por permitirme ser el vehículo, mediante el cual llega un mensaje de esperanza, a todos aquellos seres deseosos de perder peso.

A mi esposo Guillermo y a mis hijos Enrique, Abner y Luis por entender que el escribir este libro, significaría sacrificar tiempo en familia, contando con su incondicional apoyo, y aportando positividad en todo el proceso. ¡Guillermo, gracias por la idea de la carátula!

A María, mi comadre y nana de mis hijos, y a mí ahijado Andrés por su apoyo incondicional aun en mi ausencia.

A mi hermano Abner, que un día sin que ni para que me dijera: "deberías escribir un libro", palabras que me hicieron ponerle acción, a lo que en ese momento, era solo un pensamiento.

A mi madre Cristina, ejemplo de integridad, quien siempre con una sonrisa en sus labios, me ayudaba a superar los miedos, y continúa animándome.

A mis hermanas Laura, Lorraine, y Lizbeth, y a mi hermano Abner, por tener siempre una respuesta positiva ante las demandas de la vida, y creer en mí.

A mi padre Abner, ejemplo de fortaleza, con quien me inicié desde temprana edad a la lectura de libros de desarrollo personal, y es actualmente mi revisor y asesor.

A mi asistente Ivis Sarahí, por su paciencia y apoyo en todo el proceso.

A todas aquellos, profesionales y no profesionales, que dedican su tiempo en investigación científica y no científica, con el interés de apoyar a las personas, en el proceso de perder peso, ofreciendo una y mil alternativas para lograrlo, porque de ellos también he aprendido y continuo aprendiendo.

Y por último, desde el fondo de mi corazón, a todos y cada uno de mis pacientes que fueron y continúan siendo, una escuela de vida y mi inspiración, sin ellos este libro no hubiese sido escrito.

INTRODUCCIÓN

Todo lo que has logrado en tu vida a iniciado con un pensamiento, una idea que te empuja a emprender algo que deseas alcanzar y hacerlo realidad.

Que fantástico sería, que ese pensamiento, que te lleva al deseo ardiente de perder peso, hasta lograrlo y mantenerlo a un nivel saludable, fuese posible.

Déjame decirte que cada idea, cada pensamiento, que ese misterioso órgano llamado cerebro, dispara hasta el punto de poder visualizarlo y sentirlo, te está diciendo que tú eres capaz de concretizarlo. Por lo tanto, si el deseo de perder peso, ha sido parte del escenario del juego de tu vida, has tenido frente a ti el poder de alcanzar esa meta, y mantenerte firme frente ella.

¿Por qué entonces no lo has logrado? O si lo has logrado ¿Por qué no has podido mantenerlo? En ambos casos la respuesta es simple: necesitas conocer la **magia** para perder peso, o mejor dicho, reconocer que el poder que te lleva a perder peso, está más cerca de lo que tú mismo te puedas imaginar.

Al leer con sabiduría, poniendo toda tu confianza y fe, a lo que estás próximo a redescubrir con la lectura de este libro, te motivará, a aplicar con mente abierta, todos y cada uno de los pasos **mágicos**, que te ayudarán a disfrutar el proceso que implica, alcanzar la preciada meta de perder peso.

Adelante que tú y solo tú, eres el **mago** de lo que está a punto de ocurrir en tu vida.

> *"Las fuerzas naturales que hay en nuestro interior son las verdaderas curadoras de la enfermedad."*
> Hipócrates (460 - 370 A.C.)
> Padre de la medicina occidental.

CAPITULO UNO

La Magia

Al leer o escuchar la palabra **magia**, inmediatamente se mueven una serie de pensamientos, orientados hacia lo sobrenatural. Se piensa en hadas, magos, hechiceros, pócimas, que con solo beberlas, y varitas **mágicas**, que con solo moverlas, nos harán obtener resultados con la velocidad de un rayo y en un abrir y cerrar de ojos sin el mínimo esfuerzo.

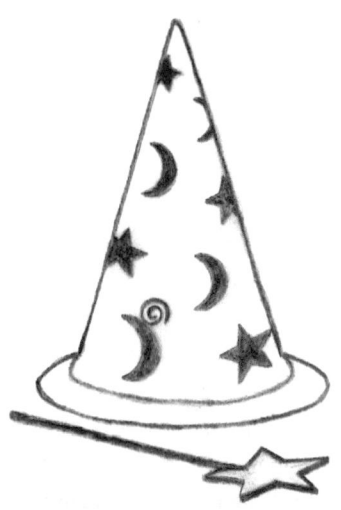

Déjame decirte, que la **magia** es ese algo que a través de causas naturales, produce efectos tan extraordinarios, que parecen sobrenaturales. Que los resultados obtenidos mágicamente, son tan reales, como la propia existencia en este mundo, pero que llegan en el tiempo que tienen que llegar, mediante el maravilloso proceso de un paso a la vez.

La **magia** es algo que siempre ha estado ahí, apareció con el hombre mismo, desde su surgimiento como ser pensante, y le ha acompañado en sus más íntimos pensamientos y actos. La magia es un poder, una energía que ha de ser activada para que funcione, que no se ve, que es difícil describirla, pero es posible comprobar sus resultados.

Para poder acceder al poder **mágico** que hay en nosotros, debemos recordar y reconocer quienes somos, creer en nosotros mismos, en que podemos crear y hacer todo lo que imaginamos.

Ese poder de la magia interior, de la confianza, de la simpleza natural de las cosas, de la fuerza y seguridad de poder crear en nuestras vidas lo que deseamos, sin ningún tipo de dudas ni miedos, es la energía positiva de la **magia** interior.

La fuerza y el poder del mago residen en la confianza y alta dosis de entusiasmo, que llevan a una mente creadora, a la imaginación, a la ilusión y al amor. El mago está dentro de nosotros y solamente está esperando nacer.

La **magia** es una energía poderosa capaz de cambiarte a ti mismo, nos acerca a nuestra naturaleza divina de poder imaginar y crear, nos lleva a la alquimia transformadora, al poder del movimiento y del cambio, nos conecta con nosotros mismos, con la naturaleza y con el propio universo, pues en toda la creación, podemos apreciar la energía de la fuerza poderosa y creativa de la **magia**. El Universo entero es **magia**, tú eres mágico, y puedes usar esa **magia** para alcanzar tu sueño de perder peso.

Es esta **magia** la que aplican aquellas personas que tienen resultados positivos, y los mantienen. Realizando actividades sencillas y permanentes, llenas de confianza y fe, acompañadas de disciplina, perseverancia y enfoque, dejándolas fluir de forma natural, y brillando con luz propia, hasta lograr alcanzar resultados tan extraordinarios, que parecen sobrenaturales.

En el día a día de mi experiencia, he visto personas que lo logran. Son aquellas personas que llegan en busca de apoyo para perder peso, saben seguir y siguen instrucciones. Llegan a sus citas de control con confianza, enfocadas totalmente en su meta, sin dejarse influenciar por nada ni por nadie. Se enfrentan a los retos del proceso paulatino del cambio corporal, hasta lograr obtener resultados positivos, y luego mantenerlos. Todo a causa, del compromiso personal que lograron adquirir, a través de todo el proceso **mágico**, de transformación personal.

"La magia es creer en ti mismo, si puedes hacer
eso, puedes hacer que cualquier cosa suceda"
Johann Wolfgang von Goethe. (1749-1832).
Poeta y dramaturgo alemán.

CAPITULO DOS

El Proceso

Los seres humanos, como herencia de nuestros ancestros, mantenemos un pensamiento equivocado, que nos hace creer que los sueños de nuestra vida, pueden ser obtenidos de la noche a la mañana y sin el menor esfuerzo. El perder peso no es la excepción.

Muchas son las personas alrededor del mundo entero, que han entrado en el círculo vicioso, de las "dietas", compra de máquinas para ejercicio "especializadas", entrenamiento físico extremo, píldoras, cápsulas, bebidas, cremas y muchas otras soluciones supuestamente mágicas que ofrece el mercado con la promesa de: "baja de peso rápidamente y sin rebote", "pierde 7 libras a la semana", "reducción de peso garantizada sin dieta ni ejercicio", y en fin todo lo que los comerciantes de este mercado quieren vendernos, con el amplio conocimiento de la necesidad de perder peso rápidamente, de un gran número de personas en el planeta.

Si la solución rápida y sin esfuerzo fuera real, ¿crees tú que el problema de sobrepeso y obesidad aun existiría, o se continuaría el mercadeo de "dietas" y productos ofreciendo resultados veloces? Te aseguro que ese negocio ya no sería negocio, y todas las personas gozarían de peso saludable por lo que bajar peso ya no significaría un reto.

Perder peso es un **proceso.** Si, un **proceso** de un paso a la vez, exactamente igual que cuando se quiere llegar a la cima de una montaña: ¿será posible llegar a esa cima de un solo brinco?, cuando un ser humano es concebido: ¿nace el mismo día?, y ¿cuando nace ya camina y habla? Cuando vamos a la escuela por primera vez: ¿llegamos a nuestra casa, después de ese primer día de clases, sabiendo ya leer y escribir? ¿Serán suficientes unas horas de clases, para aprender a nadar, tocar un instrumento musical, dominar las artes marciales o un deporte? ¿Será posible que los campeones olímpicos alcancen su éxito, con solo unos cuantos días de entrenamiento?, ¿qué los pintores, actores, actrices, profesionales técnicos y universitarios se gradúen, con solo matricularse? Es más, tienen que estar continuamente entrenando y actualizándose, para mantener sus conocimientos al día y mantener su alta calidad ocupacional y profesional. Todo en la vida es un **proceso**, y el perder peso saludablemente también lo es.

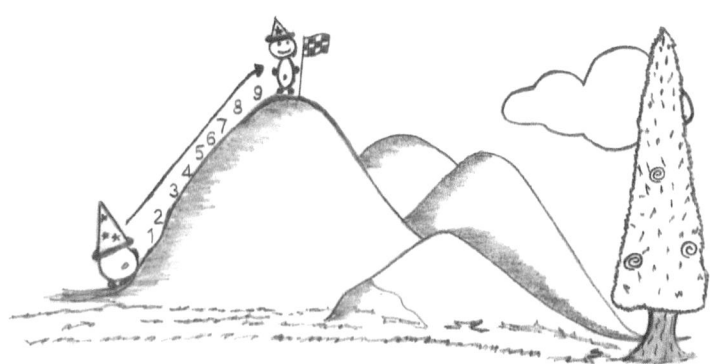

El perder peso es una carrera hacia el éxito personal, es la cima de la montaña a la que se quiere llegar, y ser testigos del espectacular y **mágico** paisaje que se logra observar, en toda su plenitud, una vez colocada la bandera con el nombre y apellido de quien logra alcanzarla. Se trata de "un paso a la vez", un paso a la vez con la firmeza y convicción, de que contra viento y marea, se alcanzará el anhelado sueño de perder peso saludablemente.

Se trata de disfrutar el **proceso**. Las recetas fáciles no funcionan, si tomas atajos, corres, o saltas, durante el camino, ten la seguridad que caerás con tal velocidad que habrás perdido un valioso tiempo de tu propia vida.

Todo cambio duradero requiere tiempo y esfuerzo, no tienes que obsesionarte por los resultados, cuanto menos pienses en el resultado final, más rápido se producirá. Disfrutando el **proceso** con enfoque, confianza, disciplina y perseverancia, paso a paso y día a día, se obtienen resultados tan naturalmente impresionantes, que parecen **mágicos**.

¿Sabes qué? La vida es mágicamente sencilla. Tiene dos canales: el canal positivo y el canal negativo. Estás en el canal positivo de la vida cuando tus pensamientos y palabras predominantes, te llenan de sentimientos positivos como: gratitud, amor, alegría, paz, esperanza, felicidad, entusiasmo, pasión. Por el contrario, si el predominio de pensamientos y palabras, te hacen sentir irritado, aburrido, preocupado, desesperado, inseguro, estás en el canal negativo. ¿En cuál canal crees tú que obtendrás mejores resultados?.......

Durante el **proceso** que implica alcanzar la meta para perder peso, encontrarás un sin número de obstáculos. Si te encuentras en el canal negativo sentirás tal peso, que fácilmente abandonarás tu proyecto; por el contrario, si estás en el canal positivo, serás capaz de convertir los "obstáculos" en retos, y te aseguro que serán ágilmente superados.

La **magia** de los resultados a obtener en el **proceso** para perder peso, depende del canal en el que tú decidas estar, es así de sencillo. Lo fácil o difícil del proceso, para perder y luego mantener tu peso saludable, depende solamente de ti.

"Lo que importa no es lo que te sucede,
sino como reacciones ante ello."
Epicleto (55-135)
Filosofo griego

"La alegría y el amor son dos alas para las grandes acciones"
Johann Wolfgang vo Goethe (1749-1832)
Poeta y dramaturgo alemán

CAPITULO TRES

El Sueño

Todo en la vida comienza con un **sueño**, y perder peso no es la excepción. Te has preguntado: ¿Por qué algunas personas logran perder peso y otras no?, ¿en qué grupo estás tú?, ¿ya lograste bajar de peso y lo mantienes saludable?, ¿no? Entonces es el momento de que empieces a **soñar**.

Es la habilidad para primero **soñar** y luego fijar metas, lo que representa la base para alcanzar logros, en este caso, perder peso. Las personas que han logrado perder peso, iniciaron forjando una idea "quiero perder peso".

Indiscutiblemente, tú tienes la capacidad de hacer tus **sueños** realidad. El soñar es parte natural de la vida, esperanza de algo mejor, algo que anticipamos. Tu sueño de perder peso debe forjarse y realizarse, a la par que tu deseo se vuelve más fuerte. Tener el deseo de perder peso, es el motivo y la base, para despegar hacia el logro de tu meta. Así es como el proceso se desarrolla; tu deseo te hace soñar, y a medida que sueñas, desarrollas en tu mente la imagen de tu cuerpo con peso saludable, activo y luciendo la ropa que te gusta llevar. Tu **sueño** no es otra cosa, que el objetivo, que ves en tu imaginación.

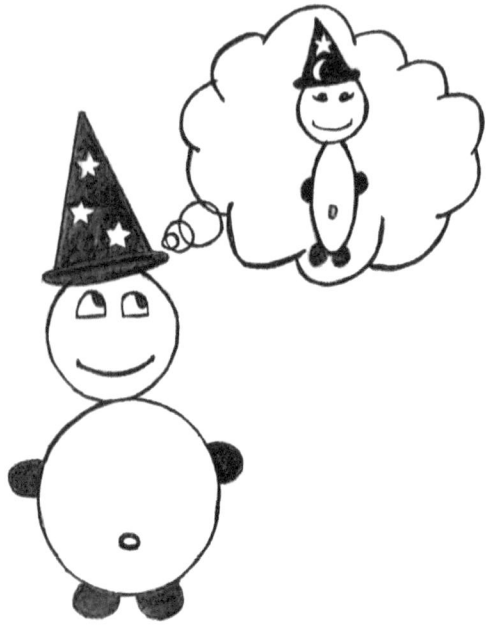

El inicio, para lograr bajar de peso, es ese deseo ardiente seguido por un sueño. Un sueño lo suficientemente fuerte, para que la dedicación, disciplina y perseverancia, digan presente y, con seguridad logres los resultados que imaginas.

El hecho de que tengas un sueño, significa que posees la capacidad, de hacerlo realidad. Atrévete a soñar, cree en tu sueño. Imagínate, visualízate, cada mañana al levantarte y cada noche al acostarte, con peso saludable, lleno de energía y vitalidad, portando la ropa que quieres lucir, siéntelo apasionadamente y, te aseguro que así será, prepárate para recibirlo.

Medita en silencio, sobre donde estas, y hacia dónde vas. Dedica tiempo a reflexionar, sobre tu sueño de alcanzar el peso saludable, 10 minutos de reflexión diaria, pueden tener un impacto profundo, en tu cambio de vida.

Despierta el poder que tiene tu mente, para hacer que las cosas sean como quieres; mándale información clara y precisa, de tu **sueño** para perder peso, y entonces todo el universo cooperara contigo **mágicamente**, a través de situaciones, personas y circunstancias que te sorprenderán.

"No hay nada como un sueño para crear el futuro".
Víctor Hugo (1802-1885)
Poeta, dramaturgo, escritor francés.

*"El que tiene imaginación con que facilidad
saca de la nada un mundo".*
Gustavo Adolfo Becquer (1836-1870)
Poeta español.

CAPITULO CUATRO

Las Metas

¿Hasta dónde vas a llegar?, ¿tienes definidas tus metas?, ¿metas? Si, metas. Ya sea que estudies o trabajes, o te quedes en casa haciendo los quehaceres domésticos, cada vez que te levantas llevas en mente las metas a lograr ese día, al menos así debería ser.

Las metas te dan dirección, como los faros y señales a lo largo del camino guían, hacia una ruta correcta, a los viajeros. Desde el punto donde tú estás en este momento, y mirando hacia tu sueño de perder peso, las metas sirven para marcar distancia entre estos dos puntos.

Las metas claras te ayudan a evitar la pérdida de energía y tiempo, protegiéndote de caer en un sin número de ofertas, que te prometen bajar de peso rápidamente y, que a veces parecen útiles, pero que en realidad son callejones sin salida improductivos, y hacen que retrocedas en tu proceso de perder peso.

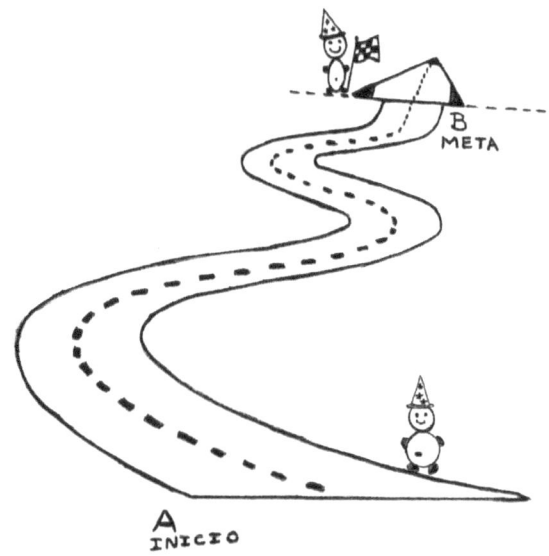

Las metas de tu proyecto para perder peso, deben ser elaboradas por ti mismo, con apoyo de un asesor profesional, partiendo del análisis de tus actuales hábitos de estilo de vida.

Debes hacerte preguntas, tomando en cuenta cuatro aspectos básicos: **lo físico, lo mental, lo emocional y lo espiritual.**

Lo físico se refiere a tu peso corporal, con relación a tu estatura y edad, porcentaje de grasa corporal y su distribución anatómica. Lógicamente si tu sueño es bajar peso, asumo que en este momento no está saludable, por lo que te invito a contestar, preferiblemente por escrito, las siguientes interrogantes:

1.   ¿Tienes exceso de peso?
2.   ¿Por qué has subido de peso?

3. ¿Consumes alimentos saludables o altos en grasa y azúcares?
4. ¿Tienes el hábito de comer fuera de casa?
5. ¿Cuántas veces de estas ocasiones consumes comida rápida (chatarra)?
6. ¿Qué cantidad de alimentos comes?
7. ¿Cómo es la calidad de los alimentos que consumes?
8. ¿Cuántas veces comes en el día?
9. ¿Cómo masticas?, ¿rápido o despacio?
10. ¿Ingieres líquidos fríos y abundantes acompañando la comida?
11. ¿Comes siempre en el comedor o lo haces, viendo televisión, leyendo o mientras realizas otras actividades?
12. ¿Respetas los horarios de comida?
13. ¿Tomas bebidas saludables, o procesadas y altas en azúcar? ¿Qué cantidad ingieres en el día?
14. ¿Consumes bebidas alcohólicas en exceso, fumas o utilizas otro tipo de droga lícita o ilícita?
15. ¿Cuántos vasos con agua consumes al día?
16. ¿Eres activo o sedentario? ¿Cuánto tiempo al día, a la semana, al mes le dedicas al ejercicio?

Una vez identificados los hábitos negativos físicos, relacionados con tu estilo de vida, la meta será sustituirlos por positivos.

¿Cuántas metas a alcanzar identificaste? En la medida que te involucres en el proceso de transformación, de adquirir hábitos positivos en tu día a día, cuando menos lo esperes, te sentirás tan espléndidamente bien, que lograrás entender que la **magia** de la transformación personal, está dentro de ti.

Lo mental trata sobre la calidad de los pensamientos, identificándolos como responsables de la actitud y acción que se realiza, ante las circunstancias que se presentan en el día a día.

Al contestar las siguientes preguntas, podrás identificar la calidad de tus pensamientos, y así entenderás el porqué, de tu actitud y accionar ante las situaciones de cada día:

1. ¿Te consideras una persona positiva o negativa?
2. ¿Cómo actúas ante las dificultades cotidianas? ¿Buscas soluciones inmediatamente, o te quedas lamentando el resto del día o la semana por lo que paso?
3. Al buscar soluciones y no encontrarlas en el momento, ¿las dejas pendientes relajadamente, o estás piensa que piensa en ello, hasta el extremo de enfermarte provocándote irritabilidad, insomnio, gastritis, dolor de cabeza, colon irritable, dolor muscular, etcétera?
4. ¿Eres de las personas que miras el vaso de agua medio vacío, o medio lleno?.... Y ¿el punto negro en la hoja blanca, o el cuadro blanco alrededor del punto?....

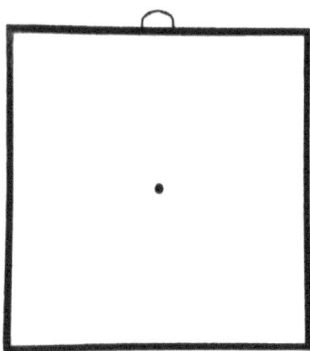

5. ¿Eres de las personas que admiras los detalles positivos de tus compañeros de trabajo, familiares,

amigos, desconocidos, o solo identificas y comentas lo negativo?

¿Te evaluaste? ¡Es importante que lo hagas!

Lo emocional hace referencia, a esa sensación que te impulsa a actuar o realizar, cada una de las actividades de tu día a día. Preguntas:

1. ¿Cómo te sientes emocionalmente?, ¿bien o mal?, ¿por qué?
2. ¿Eres de las personas que se mantienen concentradas y relajadas, durante sus actividades del día a día?
3. ¿Los pensamientos que predominan durante tus actividades cotidianas, pertenecen a tu pasado o a tu futuro?
4. ¿Pasas irritado o frustrado, por situaciones que ocurrieron en el pasado lejano o cercano?
5. Sientes que, ¿comes por ansiedad?
6. ¿Qué te provoca ansiedad? ¿El ámbito familiar, laboral, la relación de pareja, una relación de amistad?...
7. ¿Crees que tu exceso de peso, está relacionado con tu estado emocional?

Aunque no lo creas, la falta de salud emocional, es una barrera que te impide alcanzar, tu meta para perder peso.

Lo espiritual es la universalidad de la verdad, la luz y el deleite. La espiritualidad es la necesidad consciente del Ser Supremo en toda su concepción.

1. ¿Crees en la existencia de un Ser Supremo?
2. ¿Confías plenamente en Él?
3. ¿Lo sientes dentro de ti?
4. ¿Dialogas con Él? ¿Te responde?

5. ¿Dedicas y agradeces a Él cada una de los momentos y acciones de tu vida?
6. ¿Te hace sentir feliz, apasionado y enamorado de la vida, y todos los seres vivos que te rodean?

Es sumamente importante crecer espiritualmente, para ello tienes que crecer desde adentro. Una persona espiritual es la que escucha los dictados de su alma, y a la que el temor no puede torturar. Las opiniones del mundo, el qué dirán, son demasiado débiles para atormentar su mente y su corazón. Ella conoce, siente y personifica esta verdad. ¿Cómo está tu espiritualidad?

La mente levanta a los pensamientos y a las ideas de tu sueño. La espiritualidad despierta a la mente. Para que tu mente pueda visualizarte claramente delgado, saludable, lleno de energía y con pensamientos positivos permanentes, debes crecer espiritualmente, ser superior a tu yo antiguo. Es la superación de ese yo antiguo, el que te llevará a alcanzar tu meta de bajar peso.

La **magia** para perder peso se encuentra en la fortaleza espiritual, el dominio de tu mente y tus emociones; tu aspecto físico es la "impresión" de los otros tres. Comprométete a crecer en estos tres aspectos y alcanza tu sueño.

"Todo es posible para el que cree"
Jesús (CIRCA 5 A.C.)
Fundador del Cristianismo, en Marco 9,3

"El pesimismo conduce a la debilidad, el optimismo al poder"
William James (1864-1869)
Fundador de la psicología funcional

CAPITULO CINCO

La Acción Física

¿Cuántas veces has intentado bajar peso? ¿Cuál ha sido tu resultado? ¿Desde hace cuánto tiempo estas intentándolo?

La mayoría de mis pacientes ante estas preguntas responden: "en muchas ocasiones" o, "toda mi vida la he pasado en eso".... Y lógicamente con resultados no favorables.... Bajan de peso y rápidamente recuperan, o simplemente no logran bajar según sus expectativas de acción y tiempo invertido. Se encuentran en un círculo vicioso desde hace años, en busca de ese algo supuestamente mágico, que les haga perder peso y no volver a recuperarlo.

¿Crees tú, que si continúan haciendo lo mismo van a obtener otros resultados?..., por supuesto que no. Lo que esto significa es que se deben realizar acciones distintas, para obtener respuestas diferentes: "bajar peso saludablemente y mantenerlo el resto de la vida".

En el capítulo anterior expuse la importancia de la identificación de las metas **físicas, mentales, emocionales**

y espirituales lo cual es imprescindible para entrar en acción.

Las metas inicialmente se enfocan en los cambios de hábitos. Los seres humanos por naturaleza somos esclavos de los hábitos, y si somos esclavos de ellos, nada mejor que serlo de los saludables, en palabras sencillas, hagamos la sustitución de hábitos negativos a hábitos positivos.

Analicemos los hábitos físicos en el ámbito de las metas positivas:

1.   ¿Tienes exceso de peso?

      Busca a un profesional que te haga sentir en confianza, para ayudarte a evaluar a profundidad las causas, a superarlas y a alcanzar tus metas.

2.   ¿Por qué has subido de peso?

      Tener un peso mayor al saludable en más del 90% de los casos, se debe a hábitos de estilo de vida no saludable: se consumen más calorías que las que se queman, y no se dedica tiempo a la actividad física, por ejemplo. En la lectura del capítulo anterior seguramente identificaste los hábitos que necesitas cambiar.

3.   ¿Consumes alimentos saludables o altos en grasa y azúcares?

      Si en tu alimentación cotidiana consumes alimentos grasosos, fritos y altos en azúcar refinada, lo cual incluye repostería, panes y galletas dulces diariamente, necesitas hacer cambios.

Cocina todos tus alimentos con la mínima cantidad de aceite y asegúrate que sea saludable.

Las carnes, aves, pescados y mariscos prepáralos asados, guisados, al vapor u horneados, retirando antes la grasa visible.

Sustituye la repostería, panes y galletas dulces, por porciones de fruta fresca.

4. ¿Tienes el hábito de comer fuera de casa?

Debes evitarlo, especialmente los lugares con servicio de comidas rápidas. Si sales a comer fuera hazlo esporádicamente, y selecciona lugares donde oferten platos saludables, tanto en calidad como en cantidad. Actualmente el tamaño del plato en la mayoría de los restaurantes y cafeterías, contiene la cantidad de comida para dos o tres personas, una buena estrategia es compartirlo.

5. ¿Cuántas veces de estas ocasiones consumes comida rápida (chatarra)?

No deberías consumirla, y mucho menos de forma rutinaria.

Si las actividades cotidianas, te impiden regresar a tu casa durante el día, para consumir tus alimentos, es tiempo que te organices, y lleves la comida saludable de tu casa al lugar de trabajo o estudio.

6. ¿Qué cantidad de alimentos comes?

Si tienes exceso de peso, lo más probable es que las porciones de alimentos que consumes, son mayores a las que necesitas, o sea grandes.

El mercadeo actual de las empresas que prestan el servicio de alimentación en comidas rápidas, restaurantes y cafeterías, y bebidas envasadas han contribuido a la distorsión mental del tamaño de las porciones: agranda tu combo, refill, ¾ de libra de carne o aves (la porción saludable es ¼ de libra), bebidas embotelladas cada vez más grandes, llegando a tomar 600 mililitros, con alto contenido de azúcar, más de una vez al día (la porción normal de bebida es de 240 mililitros). Platos que parecen azafates, vasos que parecen picheles, tazas que parecen jarros, etcétera.

Y si por ahí tienes una vocecita interior que te obliga a comer todo lo que te sirven, porque dejar en el plato no es bueno, cuentas con otro factor contribuyente a comer en exceso.

Si los vasos y vajilla de tu casa son "moderadamente grandes" o grandes, empieza por cambiarlos a tamaño saludable, son los que ahora le llaman "chiquitos".

Si tu mente te obliga a comer todo lo que está en el plato, aunque ya no necesites comer más, tienes 2 opciones: te sirves cantidades saludables (menos de lo que acostumbras), o la empacas para llevar y se la obsequias a una persona necesitada, te agradecerá toda la vida ese bocado de comida.

7. ¿Cómo es la calidad de alimentos que consumes?

Si tu alimentación está basada en alimentos fritos, con muchas harinas refinadas y muy pocas verduras y frutas necesitas mejorar.

El tipo de alimentos, la combinación que haces en el plato, y la forma de preparación, es lo que marca la calidad de tu alimentación.

Tu alimentación debe ser balanceada en macro-nutrientes: carbohidratos, grasas, proteínas, que son fuente de energía, y micronutrientes: vitaminas, minerales, antioxidantes, electrolitos, que son necesarios para la óptima absorción y utilización de los primeros, y evitar el envejecimiento prematuro.

Cada uno de ellos es necesario para tu salud, si uno de ellos falta o lo consumes en exceso, aumenta el riesgo de enfermedades.

Los alimentos son el transporte de nutrientes, ejemplo de alimentos ricos en carbohidratos son los cereales, panes, tubérculos, leche entera, vegetales, frutas y leguminosas. Las carnes, quesos, huevos, leguminosas y leche entera son fuente de proteína, minerales y grasas. Las frutas y vegetales son ricas en vitaminas, minerales, fibra y antioxidantes.

¿Cómo debes distribuir los grupos de alimentos en tu plato para considerarlo saludable?

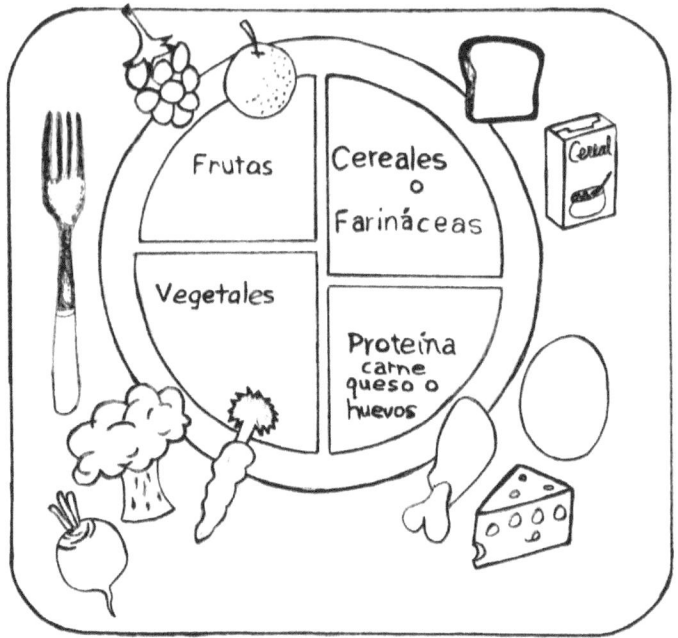

La mitad del plato debe contener ensalada de vegetales de colores y frutas, un cuarto del plato, el alimento fuente de carbohidrato distinto a frutas y verduras, idealmente elegir solo uno, puedes agregarle leguminosas (además de carbohidrato contiene proteína vegetal); y el otro cuarto del plato, un alimento que contenga proteína animal.

La preparación de estos alimentos debe ser con la mínima cantidad de grasa posible, quitar el exceso de grasa con papel toalla o servilleta, y sin aderezos ni salsas grasosas, excepto aceite de oliva en poca cantidad.

Es importante que asegures consumir 5 colores al día, entre frutas y verduras, para asegurar las vitaminas y antioxidantes necesarias para una buena salud.

8. ¿Cuántas veces comes en el día?

¿Eres de los que te saltas algún tiempo de comida, como el desayuno o la cena? Esto contribuye a que tu metabolismo se enlentezca.

Lo ideal es comer los tres tiempos de comida principal, y dos meriendas saludables, una entre desayuno y almuerzo, y otra entre almuerzo y cena. Un vaso de leche descremada es permitido después de cena, si te acuestas tarde y sientes la necesidad de consumir algo extra.

Ejemplo de meriendas saludables son: una porción de fruta fresca, semillas secas, una barra de granola, un vasito de yogurt o una tostada de pan integral con una cucharadita de mantequilla de maní.

9. ¿Cómo masticas?, ¿rápido o despacio?

¿Comes con la sensación de que estás perdiendo tu tiempo, masticando rápidamente, a veces de pie e ingiriendo líquidos abundantes?, ¿terminas de comer antes que todos los demás?, ¿no te sientas a comer relajadamente?... Ya tienes tu respuesta.

El proceso de digestión inicia con la masticación, los dientes y la saliva deben hacer su trabajo: hacer puré los alimentos, y ser empujados hacia el tracto digestivo respectivamente; de lo contrario, el metabolismo digestivo se enlentece. Esta es la meta.

Además cuando comes rápido, el cerebro no registra lo que comes, por lo consiguiente, tenderás a consumir más cantidad de alimentos de los necesarios, ya que el mensaje de saciedad no llega a tiempo.

10. ¿Ingieres líquidos fríos y abundantes acompañando la comida?

La saliva contiene la primera enzima digestiva llamada tialina, si ingieres líquidos durante la comida esta se diluye, y si los líquidos además de abundantes son fríos, la grasa alimentaria se condensa. Ambas situaciones contribuyen al enlentecimiento del metabolismo digestivo. Lo saludable es hacerlo 30 minutos antes o después de la comida, pueden ser fríos, al tiempo o calientes. Una meta más.

11. ¿Comes siempre en el comedor o lo haces, viendo televisión, leyendo, o mientras realizas otras actividades?

Los alimentos, aún las meriendas, deben ser consumidas siempre en el comedor, esta es la meta, de lo contrario pueden ocurrir dos situaciones:

a. El cerebro no registra lo que come, y por lógica, comemos más alimentos de los necesarios.

b. El cerebro asocia los lugares con comida, cada vez que vas a leer o a ver televisión (a veces en la cama), a estudiar, a revisar papeles, a trabajar frente a la computadora, etcétera, el mensaje es "hora de comer". ¿Qué crees que pasa?... Exacto, te dan ganas de comer y te levantas a buscar alimentos. Esto contribuye a la "ansiedad para comer".

12. ¿Respetas los horarios de comida?

Este es un importante detalle. El sistema digestivo fue diseñado por nuestro Creador para consumir alimentos ordenadamente. Si tu hábito es el de comer a cualquier hora, a cualquier hora vas a sentir "hambre", y vas a pasar pensado en comer cada momento de tu día, mientras tanto, los órganos de tu sistema digestivo estarán tan confundidos con su horario de trabajo, que si fuera una orquesta sinfónica sonaría tan desafinada que nadie la escucharía, y al no encontrar su combustible a la hora adecuada, al organismo no le queda alternativa que utilizar las fuentes de reserva, lo que ocasiona perdida de la masa muscular. He aquí otra meta.

13. ¿Tomas bebidas saludables, o procesadas y altas en azúcar? ¿Qué cantidad ingieres en el día?

Si acostumbras a beber gaseosas o jugos u otro tipo de bebidas envasadas azucaradas diariamente, ocupas definitivamente, cambiar de hábito, tu organismo no las necesita.

La bebida saludable por excelencia, el líquido vital, es el agua. Los zumos de futas sin azúcar son también saludables, aunque idealmente deberíamos comer la fruta entera, por la fibra que contiene. Los tés de hierbas, el café (no más de 4 tazas de 8 onzas al día), agua de Jamaica, limonada y la leche descremada con o sin lactosa, son buenas opciones de bebidas diferentes al agua, idealmente beberlas sin endulzar, o utilizar stevia. La miel de abeja, azúcar morena o negra, utilizada en poca cantidad, es una buena alternativa.

14. ¿Consumes bebidas alcohólicas en exceso, fumas o utilizas otro tipo de droga lícita o ilícita?

Las bebidas alcohólicas además de ser altas en calorías, lo que no ayuda en nada en tu proceso de perder peso, idealmente no deberían consumirse, ya que existe alto riesgo de daño en salud física y social: alcoholismo, hígado graso, cirrosis, sangrados digestivos, problemas legales, familiares, etcétera, etcétera, etcétera.

El uso de tabaco y drogas lícitas o ilícitas, junto con el abuso de bebidas alcohólicas, son reflejo de que la salud emocional y espiritual, de quien las consume, consciente o inconscientemente, está afectada.

15. ¿Cuántos vasos con agua consumes al día?

El modernismo nos ha llevado a sustituir este preciado líquido, por cualquier bebida generalmente no saludable. El agua es vital, para que se lleven a cabo las funciones metabólicas celulares de nuestro organismo, de forma saludable. La cantidad de agua promedio, que se debe tomar diariamente, son 8 vasos de 8 onzas en el día. La cantidad exacta depende del peso de cada persona. Una formula sencilla para calcular la cantidad de agua que debes consumir, en vasos, es dividiendo tu peso actual en libras entre 16. ¿Es una meta para ti?

16. ¿Eres activo o sedentario?, ¿cuánto tiempo al día, a la semana, al mes le dedicas al ejercicio?

Fuimos diseñados para movernos, así como es de necesaria la alimentación diaria, así lo es el ejercicio.

Si realizas actividad física aerobica (caminata, bicicleta, baile, natación, marcha, etcétera) mínima de 30 minutos al día, durante 5 días a la semana, combinada con ejercicios de flexibilidad y fuerza, te felicito, tienes un buen hábito, si no es así debes adquirirlo.

El ejercicio moderado es el mejor aliado, no solo para controlar el peso, sino para manejar la ansiedad, disminuir las horas sueño y mejorar su calidad. Favorece a la flexibilidad y fuerza de articulaciones y músculos, disminuyendo así el riesgo de lesiones y accidentes, durante las actividades cotidianas. Beneficia considerablemente el metabolismo digestivo. Contribuye a manejar niveles saludables de colesterol, triglicéridos y glicemia (azúcar en sangre). Y aumenta considerablemente la autoestima.

Una de las situaciones más comunes, es encontrarme con pacientes totalmente sedentarios, por la "falta de tiempo", pero les aseguro, que una vez que logran su transformación ese tiempo es encontrado y disfrutado.

Otra situación, contraria a la anterior, son los pacientes que se inscriben en gimnasios, dedicando muchas horas, a ejercicios de alta intensidad y fuerza, con metas tan extenuantes, que llega a producirse exceso de estrés oxidativo, alto nivel de ansiedad, e incremento del riesgo de lesiones del aparato músculo esquelético. El primero contribuye al envejecimiento prematuro, el segundo al inicio de la cadena de liberación de catecolaminas y cortisol (hormona del estrés), que aumentan más la ansiedad, y el tercero obliga a parar, temporal o permanentemente el ejercicio.

La actividad física que realices, para considerarla saludable, debes disfrutarla plenamente, búscala.

*"Que la comida sea tu alimento y el
alimento tu mejor medicamento"*
Hipócrates (460-370 A.C.)
Médico griego. Padre de la medicina occidental.

*"Comienza haciendo lo que es necesario, después lo que
es posible y de repente estarás haciendo lo imposible"*
San Francisco de Asís (1182-1226)
Santo de la Iglesia Católica

CAPITULO SEIS

La Acción Mental

Ponerle acción a la mente, para alcanzar tu meta de perder peso, significa que tus pensamientos tienen que estar en el canal positivo.

Debes tener total fe y confianza en ti mismo, debes visualizarte delgado, siempre activo y comiendo saludable.

Debes aprender a ver los obstáculos como retos, tener a flor de labios la respuesta positiva, ante los misiles de preguntas y tentaciones que tendrás que enfrentar. Una pregunta que nunca falta cuando iniciamos cambios de alimentación en nuestra vida, y alguien nos ofrece una bebida o alimento no saludable, que tomábamos o comíamos de rutina, por ejemplo una gaseosa, es: ¿y es que estás a dieta?....Ante esta interrogante tienes 2 opciones de respuesta, una haciéndote la victima diciendo:"hay siii fíjate vieras que difícil, mmm pero sabes que, dame un poquito no creo que me haga daño" y aceptamos ese vaso de bebida......Pero los pensamientos de remordimiento ante la falta de actitud positiva nos empiezan a atacar..... "Qué barbaridad rompí la dieta", y sentimos que todo el esfuerzo anterior se fue por la borda llegando la falta de motivación, lo que generalmente se traduce en abandonar todo el esfuerzo positivo realizado previamente, ¿te parece conocida esta historia?... La otra opción de respuesta es decir responsablemente: "no, yo no estoy a dieta, yo ahora como saludable", ¿sientes la diferencia?, definitivamente ante esta respuesta, tu interrogador se sentirá desarmado, respetará tu postura, y tu cerebro saltará de emoción ante el reto ganado.

¿Cuál sería tu respuesta ante la situación anterior?....., ¿victimizaste o actuaste con responsabilidad?, esto te da una pauta para responder las siguientes preguntas que fueron plasmadas anteriormente.

1.   ¿Te consideras una persona positiva o negativa?

Si eres de las personas que tienden a buscar culpables, y a justificar las situaciones personales que vives en el día a día, que no son satisfactorias para ti, estas victimizando, y esa falta de responsabilidad no es positiva.

Debes ser responsable de todo lo que en tu vida acontece, tú eres el que permite que las situaciones ocurran. Tú eres el que se da el permiso de llevarse la gaseosa y el alimento frito y en exceso a la boca, nadie come ni bebe por ti, tú eres el único que tiene el poder de decidir, la actitud que va a predominar en ti, ante las ofertas que se presentan en el caminar de tu vida.

O crees que, ¿**mágicamente** desaparecerán del mercado mundial los proveedores de comidas rápidas y bebidas embotelladas internacionales y nacionales?, o ¿que como por arte de **magia** dejará la humanidad de celebrar con comida y bebidas los cumpleaños, semanas santas, ferias, carnavales, aniversarios, graduaciones, bodas, fiestas de navidad, año nuevo, etcétera?

Si esperas a no tener enfrente ocasiones de celebración para empezar a cuidarte, ¿cuándo crees que vas a empezar?

Si aprendes a manejarte positivamente durante el día a día, dentro del ambiente del comer y beber en exceso en el que vivimos, encontrarás la varita **mágica** de la responsabilidad, del saber seleccionar los alimentos y bebidas que llevarás a tu boca, obteniendo el favorable resultado de perder peso.

2. ¿Cómo actúas ante las dificultades cotidianas? ¿Buscas soluciones inmediatamente, o te quedas lamentando el resto del día o la semana por lo que pasó?

En la medida que el pensamiento positivo, sea el predominante, tu reacción ante cualquier situación que se presente, será satisfactoria.

Si en algún momento del proceso de cambio, cediste ante el ofrecimiento de una gaseosa o un alimento no saludable, y de remate lo hiciste en exceso, debes considerarlo como una caída en el camino hacia la cima de la montaña, no te quedes allí botado lamentándote. Ponte de pie, sacúdete y sigue para adelante, la vida continúa y falta camino por recorrer, reserva esa valiosa energía positiva, para continuar avanzando hacia tu meta.

3. Al buscar soluciones y no encontrarlas en el momento ¿las dejas pendientes relajadamente o estás piensa que piensa en ello, hasta el extremo de enfermarte

provocándote irritabilidad, insomnio, gastritis, dolor de cabeza, colon irritable, dolor muscular, etcétera?

Cada día de nuestra vida es un reto, lleno de situaciones que debemos resolver, algunas fáciles, otras con cierto grado de dificultad, pero siempre está en nuestras manos darles solución.

El reto mayor es, cuando nos enfrentamos a situaciones que deben ser resueltas, pero en ese momento no existen las condiciones, para que podamos hacerlo por nosotros mismos. Si lo enfrentamos con una actitud positiva, seremos capaces de entregar esa situación o problema, al Divino Creador, con toda la fe y confianza que en su tiempo será solucionada, y mientras ello sucede, nuestra actitud será de total relajamiento y paz, esta es la meta.

De no ser así, se harán presentes enfermedades llamadas psicosomáticas, que son aquellas provocadas por un estado mental predominante negativo, el cual juega con nuestras emociones, haciendo presencia el insomnio, irritabilidad, dolor de cabeza, ansiedad, pérdida o aumento del apetito, etcétera, etcétera, etcétera, que se constituirán en obstáculos en el proceso de perder peso, ya que corres un gran riesgo de tirar todo tu trabajo y esfuerzo por la borda o simplemente ni lo intentas.

Si eres de los que te mantienes piensa que piensa, por situaciones que de momento no tienen solución, debes aprender a manejar tus pensamientos, no permitir que ellos te manejen. Una manera de ayudarte es escribiendo un listado, de todas las situaciones o tareas pendientes de realizar, y analizar cuáles de ellas está en tus manos resolver y cuáles no. Empieza a solucionar las que puedes controlar, una a una, y las que no dependen de ti, déjalas en lista de espera, con la confianza que en su momento tendrán solución.

4. ¿Eres de las personas que miras el vaso de agua medio vacío, o medio lleno?.... Y ¿el punto negro en la hoja blanca, o el cuadro blanco alrededor del punto?....

Estas son dos pruebas clásicas para identificar en que canal se encuentran nuestros pensamientos. Si al ver un vaso con agua hasta la mitad, piensas que esta medio lleno, tu mente piensa en positivo; y si al ver una hoja de papel con el dibujo de un punto negro en el centro, y lo que ves es el punto negro, en lugar de ver el gran cuadro blanco, tu mente piensa en negativo.

En la medida que entrenes tu mente a pensar en positivo, en cualquier aspecto de tu vida, esa **magia** para perder peso hará su efecto; ya que tu buena calidad de pensamientos, hará que tengas una actitud positiva ante los retos que enfrentarás en el proceso para perder peso.

5. ¿Eres de las personas que admiras los detalles positivos de tus compañeros de trabajo, familiares, amigos, desconocidos, o solo identificas y comentas lo negativo?

Si tus comentarios y opiniones, sobre las personas que te rodean y situaciones que ocurren, en los diferentes ambientes en los que te mueves, son siempre buenos y agradables; y además celebras como si fueran tuyos los triunfos de tu prójimo, te felicito, estás en el canal positivo de mayor peso en el que podemos estar.

Por ejemplo:

¿Qué comentarios haces, o que piensas, cuando ves a una persona comiendo un plato de ensalada con pollo a la plancha, y una papa al horno en medio de personas que están consumiendo pollo y papas fritas con un trozo de pan y gaseosa incluyéndote a ti mismo?

Si te alegras, la admiras y en ese momento se convierte en un modelo para ti....diciéndote a ti mismo, si ella puede yo puedo, y lo voy a hacer, estás en el canal positivo; pero si piensas: "que aburrido, como puede comer eso habiendo tanta comida rica, y ni siquiera tiene buen cuerpo (posiblemente esté en el proceso), no, mejor sigo como estoy", ¿en qué canal crees que estás?......

O si ves a una persona caminando con ropa de ejercicio en la calle o en un campo, en un día caluroso o frio o lluvioso y piensas, "¿Qué locura, como puede caminar al aire libre con este clima?, y ni gorda que está", en lugar de pensar o decir: "que admirable, no hay nada que la pare, que persona más responsable y comprometida con ella misma", ¿cómo crees que están tus pensamientos?......

Adelante, pon todo tu esfuerzo para admirar y ver lo positivo del entorno y personas que te rodean, alcanza tu meta.

La mente es un magnifico criado pero un amo terrible, si te identificas como una persona con actitud negativa, y no estás disfrutando tu presente, tienes que trabajar en el dominio de los pensamientos, de tu mente.

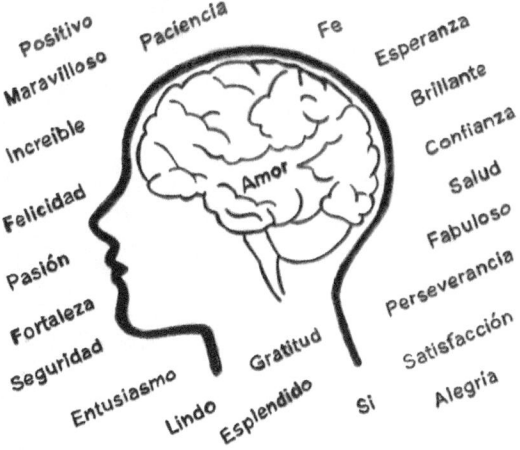

La pérdida de peso y salud ideal llegará, si sabes cuidar tu mente. No debes permitirte el lujo de un solo pensamiento negativo, si éste llega véncelo inmediatamente, no renuncies a la imagen, que esperas que el espejo te devuelva. **Ante todo, debes programar tu mente para adelgazar.** La calidad de tu vida se reduce a la riqueza de tus propios pensamientos.

Cuando aprendes a controlar tus pensamientos, y te imaginas gráficamente con el peso que deseas estar, en un estado de absoluta expectativa y confianza, las fuerzas dormidas empezarán a despertar en ti y abrirás el portal **mágico** de tu mente.

"La mente actúa como un enemigo para los que no tienen control sobre ella."
Bhagavad Gita (Siglo V A.C.)
Antiguo texto de Hinduismo

CAPITULO SIETE

La Acción Emocional

¿Tus pensamientos se mueven hacia adelante o hacia atrás?, ¿en dónde permanecen la mayor parte de tu tiempo?

Ponerle acción a tus emociones, implica mantener tus pensamientos la mayor parte de tu día, en paz, concentrados en lo que realizas cada instante, estacionados en el presente, llenándote de ese sentimiento, el más poderoso existente en el universo, llamado amor.

El mantener esa sensación, que te impulsa a tomar acción de tus actividades cotidianas, con un pensamiento positivo que te hace actuar con pasión y amor en todo lo que haces, es la meta.

1. ¿Cómo te sientes emocionalmente?, ¿bien o mal?, ¿por qué?

    Estamos viviendo una época en la vida en que las emociones, son empujadas desde los pensamientos negativos. En un medio ambiente, en donde las noticias positivas no son noticia, predominando el amarillismo periodístico, que atrae como un imán a un gran número de personas en el mundo.

Desde tempranas horas de la mañana, inicia una ola de comentarios en torno a esas noticias negativas, que lógicamente produce sentimientos negativos, que llevan a emociones, pensamientos y acciones faltas de entusiasmo y pasión.

Por otro lado, en lugar de agradecer por cada una de las bendiciones que el Hacedor del Universo nos brinda, desde el sencillo dar gracias por la almohada en que reposamos nuestra cabeza al dormir, la oportunidad de abrir nuevamente nuestros ojos a la luz de un nuevo día, y por todas y cada una de las cosas y personas queridas que nos rodean, pasamos renegando por lo que no tenemos.

Nos quejamos del clima: "que calor", si esta caluroso y "que frio", si esta frio; por poner algunos ejemplos. Entonces, ¿qué es lo que queremos?, ¿dónde está el problema?... El problema radica, en la reacción y actitud ante cada situación y circunstancia que nos presenta la vida.

Si eres de las personas que pasan pendiente de los noticias negativas, del dime que te diré, de críticas no constructivas de las personas conocidas, y a veces que ni conoces, dándoles seguimiento hasta el último detalle, y además pasas inconforme con todo o casi todo lo que te rodea, ¿Cómo crees que están tus emociones?......, exacto, definitivamente necesitas darles vuelta, sustituyendo esos hábitos negativos por positivos.

Escucha música, lee o mira programas de televisión con mensajes constructivos, al levantarte y al acostarte, inicia y termina tu día en positivo.....Si bien es cierto que debemos estar enterados de lo que ocurre en el lugar donde vivimos y en el mundo, no es saludable vivir en función de ello, ya que nos carga negativamente..... Date permiso un rato del medio día para enterarte de lo que está ocurriendo ¿y sabes qué?, si lo que escuchas o miras no te gusta, lo mejor que puedes hacer es pedir a nuestro Creador, que nos libere de tal o cual situación, que tenga misericordia de los que hacen mal, ya que solo a Él le corresponde juzgar. Es un punto importante de tu salud no solo emocional sino que también espiritual.

2. ¿Eres de las personas que se mantienen concentradas y relajadas durante sus actividades del día a día?

Si eres de las personas que disfrutas plenamente cada uno de los momento de tu vida, iniciando desde el momento en que te tiras de la cama, hasta el volver a poner tu pijama en la noche, alistándote para la jornada del día siguiente, con la sensación que tu día fue productivo y que lograste aprovechar tu tiempo, la respuesta a esta pregunta es "si". Tú vives tu presente, lo disfrutas y sabes para dónde vas. Emocionalmente estas saludable, meta cumplida.

El vivir en el presente, el único tiempo real, es lo que te permite mantenerte enfocado en cada una de las actividades que realizas, sin prisas, relajadamente y disfrutando momento a momento.

Si por el contrario, no logras estar concentrado en lo que haces, lo más probable es que tus pensamientos pasen rebotando del pasado al futuro, como la bolita en una mesa de pin pon o en una cancha de tenis. O si tus pensamientos pasan estacionados en un tiempo que no existe, quitándote energía, y haciéndote perder tu valioso tiempo, necesitas mejorar tu estado emocional.

3. ¿Los pensamientos que predominan durante tus actividades cotidianas, pertenecen a tu pasado o a tu futuro?

Si en el momento que estás haciendo una tarea, estás pensando en otro sin número de cosas por hacer en ese día, no estás concentrado, tus pensamientos se están adelantando en el tiempo, restándote energía y concentración durante la actividad, y produciendo ese estado de ánimo llamado ansiedad. Si eres de los que tienes la sensación permanente de que el tiempo no te alcanza, pasas en ansiedad. Generalmente perdemos más tiempo pensando en todo lo que tenemos que hacer que en lo que realmente hacemos, y luego los pensamientos van de regreso martillando nuestro cerebro: "yo tenía que haber hecho esto hoy, que barbaridad el tiempo no me alcanza, si lo hubiera hecho no estaría pasando por esta situación, ¿Por qué no lo hice? Tenía que haberlo hecho desde la mañana..." y es aquí donde aparece la sensación de angustia y frustración, que nos conecta al pasado de ese mismo día, produciéndonos ese estado de ánimo llamado depresión.

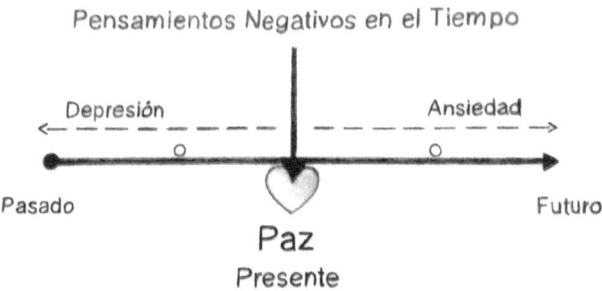

Mientras nuestro pensamiento viaje hacia el pasado y futuro de una forma rápida y positiva, tomando la experiencia del ayer para realizar lo del hoy, y planificando las tareas por hacer, permitiéndonos concentrarnos en ellas, y realizarlas satisfactoriamente, tenemos estabilidad emocional. Pero si tus pensamientos, la mayor parte de tu día, rebotan constantemente hacia el pasado y el futuro, quitándote la paz, necesitas trabajar en tus emociones.

Identifica dentro de tu día a día cuáles son tus mayores distractores, a que le estas dedicando tiempo no productivo, qué te impide realizar de forma concentrada y relajada tus tareas.

En esta era tecnológica, al realizar tu análisis de tiempo, debes tomar en cuenta el que dedicas a la mensajería instantánea, correo electrónico, telefonía celular, televisión, juegos de video, etcétera.

La tecnología, debería estar ayudando a la humanidad a optimizar el tiempo, lo cual es bueno, el punto es que en lugar de nosotros utilizarla a ella, ella nos está usando a nosotros.

Cuando nos tomamos un tiempo de "relajamiento" para compartir una tacita de café con un buen amigo, generalmente ambos están con el móvil activado, revisando y contestando mensajes, llenos de ansiedad porque hay que salir corriendo a hacer...... ¿podrá llamarse a esa vivencia, relación humana relajada?

¿O qué piensas de aquellos que continúan trabajando ya en pijama, acostados en la cama enviando correos electrónicos o mensajería instantánea?

En este punto, si a pesar de haber analizado tus distractores, y posibles causas que impiden tu concentración en las acciones cotidianas, no logras controlar tus pensamientos y emociones, debes buscar ayuda profesional.

4. ¿Pasas irritado o frustrado, por situaciones que ocurrieron en el pasado lejano o cercano?

¿Pasas molesto por aquello que pudo haber sido y no fue?, o, ¿pasas añorando volver a vivir ese tiempo maravilloso de antaño en que fuiste tan feliz?

Definitivamente esa conexión permanente al pasado, ya sea por vivencias de tu niñez o infancia o adolescencia o adultez, te mantiene en depresión y te impiden disfrutar el regalo más grande de la naturaleza: **el presente.**

¿Qué ganamos con pasar pensando y hablando de situaciones que ya pasaron, que ya no existen?

Cada vivencia es una experiencia de vida, de la cual debemos tener la habilidad de rescatar lo positivo de ella, y almacenarla en un espacio cerebral, así cuando se presente la necesidad, de utilizarla en una nueva situación, con seguridad sabremos manejarla con más sabiduría. O ¿crees tú que el marino se hace experto en navegación, sin haber tenido que enfrentar tormentas en el mar? El marino disfruta los momentos de calma de la marea, pero es todo un guerrero a la hora de enfrentar las tormentas.

Todo lo que ocurre en la vida tiene su propósito, aunque de entrada no lo logremos entender, toda esa experiencia te prepara en el camino hacia la sabiduría de la escuela de la vida.

Si tienes más de tres meses, de mantenerte conectado permanentemente, con alguna situación de tu pasado, o no logras controlar tus pensamiento futuristas, al grado que no te permiten disfrutar tu presente, hasta el extremo de muchas veces no aguantarte ni a ti mismo, y no tratar bien a los que amas, te recomiendo que busques ayuda profesional.

5. Sientes que, ¿comes por ansiedad?

Esta es una de las declaraciones más comunes en la consulta diaria. Las emociones, ya sea ansiedad o depresión, están íntimamente ligadas a la conducta alimentaria, o se come más de la cuenta, o se deja de comer por falta de apetito o hambre.

De pequeños a veces nos obligan a comer todo lo que está en el plato, aunque ya estemos satisfechos, o andan detrás de nosotros con la cuchara porque hay que comer a la fuerza, aunque no tengamos hambre, o nos castigan mandándonos a la cama sin comer, o nos quitan el postre si no cumplimos con las demandas de nuestros padres o cuidadores, o nos premian con comida cuando hacemos bien las cosas. Además todo se celebra con comida, y nos gusta agradar ofreciendo comida ¿Lo logras ver?......

¿Y qué escenario en torno a la alimentación tenemos en la actualidad? Comemos mientras vemos televisión, y a veces acostados en la cama, comemos mientras estamos frente a la computadora, leyendo, con el celular, haciendo tareas, revisando documentos, etcétera. El comedor dejo de ser el centro de reunión familiar, para disfrutar de un buen plato de comida, y de un agradable dialogo entre padres e hijos.

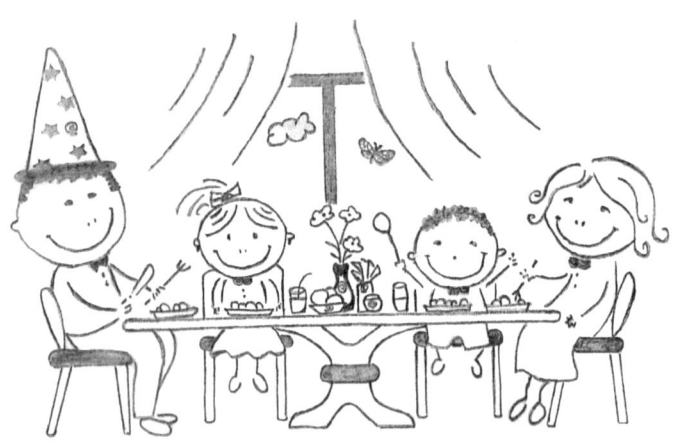

Ante estas situaciones: obligar, premiar o castigar con comida, que se pudo haber dado en nuestra niñez, más el actual hábito no saludable de comer en cualquier lugar, al mismo tiempo que hacemos otras actividades, obliga a nuestro cerebro a asociar las emociones, los lugares y las actividades con comida, con la consecuencia clara de solo pasar pensando en comer.

Cada vez que nos sentamos frente a la televisión o computadora, que entramos al dormitorio, que pensamos en revisar documentos o hacer tareas ¿Qué crees que piensa el cerebro?...... Correcto, "es hora de comer", y después decimos, "yo como por ansiedad".

Cuando estamos ante síntomas o frente a la enfermedad de la ansiedad o depresión, es importante manejar profesionalmente estas emociones, que pueden por si mismas influir negativamente en nuestra conducta alimentaria. Pero además es importante ayudarle al cerebro, a romper todas esas asociaciones, que se han dado por los hábitos no positivos que tenemos, en torno al lugar y actividades que realizamos, mientras estamos comiendo, y mantenernos enfocados en el presente.

Las metas son comer siempre en el comedor o en el lugar asignado para comer, si lo hacemos en el trabajo o centro de estudios, concentrados en disfrutar ese agradable plato de comida saludable, alejado de papeles y equipos tecnológicos, y mantenernos enfocados en el presente, pensando y diciéndonos cada momento del día: "hoy voy a comer saludable", "hoy voy a hacer ejercicio", "hoy mi estilo de vida es saludable", etcétera.

6. ¿Qué te provoca ansiedad? ¿El ámbito familiar, laboral, la relación de pareja, una relación de amistad?...

La vida es sencilla, son nuestros pensamientos, muchas veces más enfocados en "el qué dirán", y nuestra actitud ante los retos cotidianos, lo que nos hace verla y vivirla complicada.

Cualquier escenario del teatro de nuestra vida puede crear situaciones, que nos hacen entrar en ansiedad, lo que a su vez nos induce a comer en exceso.

Para resolver saludablemente los retos, a los que nos enfrentamos en la vida, es importante aprender el arte de las buenas relaciones humanas. Tomar decisiones y determinaciones, que nos lleven a encontrar soluciones, a través de negociaciones de ganar-ganar, de lo contrario estaremos permanentemente en conflicto.

Si en este momento identificas uno o más causales de ansiedad, en torno a tus relaciones humanas, te recuerdo que todo lo que ocurre en nuestra vida depende de nosotros mismos, en la medida que te pares firmemente responsable ante lo que en tu vida acontece, veras que tu día a día se vuelve simple, y estarás reforzando tu arsenal para perder peso **mágicamente**.

7.   ¿Crees que tu exceso de peso está relacionado con tu estado emocional?

Recuerda que lo físico es la impresión de tu mente, tus emociones y tu espíritu. Si no estás en el canal positivo no estás emocionalmente estable, por lo que tu carga es pesada, bota equipaje y comprobarás como pierdes peso **mágicamente**.

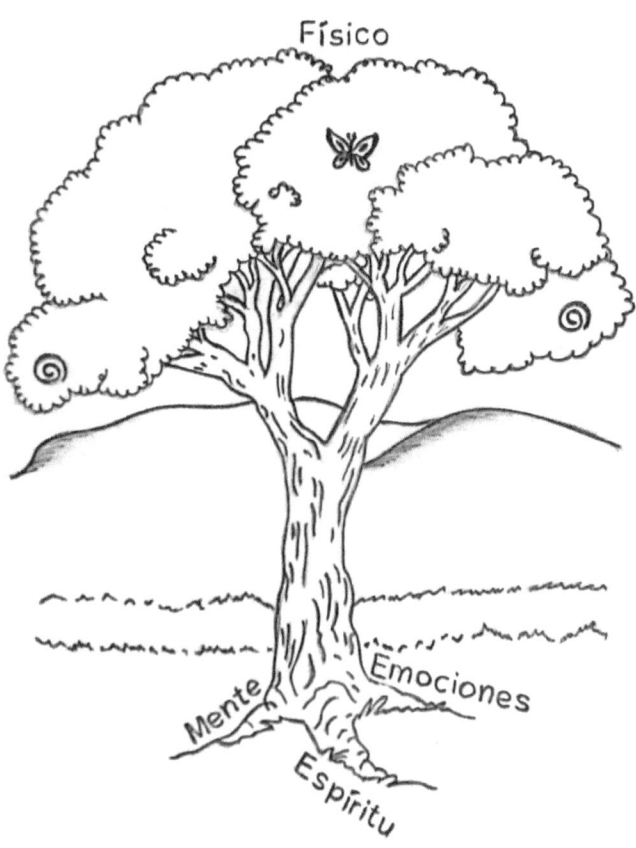

"*Si estas deprimido estás viviendo en el pasado,
si estas ansioso estás viviendo en el futuro, si
estás en paz estás viviendo en el presente*"
Lao Tze (CIRCA siglo VI A.C.)
Fundador del Taoísmo

CAPITULO OCHO

La Acción Espiritual

La espiritualidad es la necesidad consciente de la existencia de Dios en toda su concepción, y nosotros fuimos hechos a imagen y semejanza de Él. Dios es espíritu por lo tanto tú eres espíritu. En la India se dice este aforismo: "No somos seres humanos con una experiencia espiritual, somos seres espirituales viviendo una experiencia humana".

1. ¿Crees en la existencia de un Ser Supremo?

El creer en la existencia de un Ser Supremo se traduce en creer en ti mismo, Él está dentro de ti y es importante hacerlo crecer, Él es lo positivo de tu vida, es el amor, el que te da la fuerza, la inspiración, el sentimiento y luz para avanzar en el camino que te lleva al desarrollo de tus potenciales. Pídele a Él, cada mañana, que te ayude a tener un estilo de vida saludable e inicia siempre tu día en positivo.

2. ¿Confías plenamente en Él?

Si crees en El, confías en Él, lo contrario no es posible. Si confías en Él estas confiando en ti mismo. Si te dejas ir con la bandera inquebrantable de la confianza,

serás capaz de mantenerte firme, en todo el proceso
que implica alcanzar tu meta de perder peso.

3.   ¿Lo sientes dentro de ti?

Los sentimientos son el combustible de los pensamientos
y palabras. Es esa fuerza que te ayuda a despegar. Si
tus pensamientos y palabras son positivos significa que
tus sentimientos vienen del creador del Universo.

Si eres capaz de mantenerte concentrado en tu
presente lleno de paz, amor, fe, confianza y armonía,
estás sintiendo a Dios dentro de ti en toda su plenitud.

4.   ¿Dialogas con Él? ¿Te responde?

Cuando estás en soledad en un momento de
silencio total, conectándote con las maravillas de la
naturaleza: sientes, escuchas y admiras el sol, la luna,
las estrellas, las flores, las mariposa, los pájaros,
las abejas, el mar, el rio, la montaña, los árboles, la
lluvia, el viento etcétera, es cuando puedes dialogar y
escuchar las respuestas del Creador del Universo.

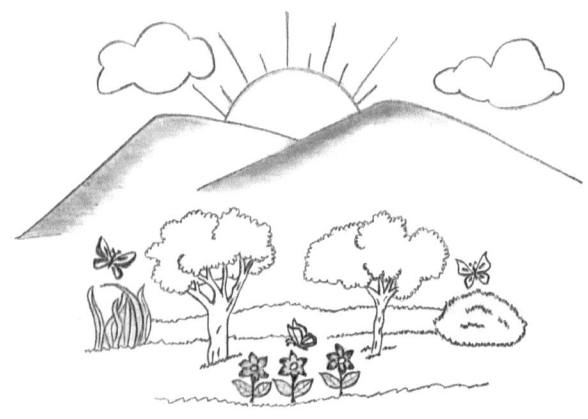

5. ¿Dedicas y agradeces a Él cada uno de los momentos y acciones de tu vida?

Un ser con mente positiva, es un ser saludable emocional y espiritualmente, y siempre agradecido. Dedicarle a Dios cada uno de los momentos de tu día, y darle siempre gracias cada mañana por las bendiciones que te dio, por las que tienes y por las que están por llegar, hará que lo sientas cada vez más cerca de ti, colmándote de amor, confianza, fe y paz, lo cual será reflejado en cada acción, y con cada persona que aparezca en el camino de tu vida.

La gratitud elimina lo negativo, por difícil que te parezca cualquier situación que te impida alcanzar tus metas, siempre vas a encontrar algo por lo cual dar gracias, y cada vez que lo haces, estas aprovechando el poder que elimina toda negatividad: el amor y, ¿quién es amor?...... ¡¡Correcto!! ¡¡Dios es amor!! La falta de amor es falta de Dios.

6. ¿Te hace sentir feliz, apasionado y enamorado de la vida y de todos los seres vivos que te rodean?

Este es el termómetro de tu espiritualidad, si eres una persona enamorada y apasionada de la vida estás conectado espiritualmente con el Creador del Universo.

Un ardiente sentido de la pasión, es lo mejor que puede empujar fuertemente tus sueños.

Cuando sientes pasión por la vida eres capaz de reclamar la alegría del despertar cada mañana, lleno de júbilo y energía positiva, y de disfrutar la magnífica belleza que hay en todas las cosas vivas.

"Hay un poder supremo y una fuerza regente que impregna y gobierna el universo ilimitado. Tu formas parte de ese poder."
Prentice Mulford (1834-1891.)
Autor del Nuevo Pensamiento

"La gratitud por la abundancia que has recibido es la mejor forma de asegurarte de que la abundancia continúe."
Mahoma (570-632.)
Fundador del Islamismo

CAPITULO NUEVE

El Inicio

Actualmente la humanidad está corriendo una loca carrera en la pista de la vida, sin saber hacia dónde van, con una y mil tareas que hacer en el día a día, y repitiendo cada momento "el tiempo no me alcanza".... No hay tiempo para meditar, no hay tiempo para cocinar, no hay tiempo para sentarse a comer, no hay tiempo para el ejercicio, etcétera, etcétera, etcétera.

Con los pensamientos, que rebotan como una bolita en una mesa de pin pon, yéndose hacia el pasado y el futuro de forma negativa, juegan con el estado de ánimo, llevándolo de la ansiedad a la depresión, dando paso a la presencia no solo de enfermedades emocionales, sino que también físicas, que a su vez conlleva a otras físicas, como es el caso de la obesidad.

Es cuando se llega a este estado, que inicia la desesperada búsqueda del tratamiento **mágico** que les hará perder peso, con el objetivo adicional, de controlar las otras enfermedades, causadas por el sobrepeso y obesidad. Sin embargo no solo es el peso físico el que se debe buscar perder.

La **magia** para perder peso inicia con la comprensión y aceptación de que somos seres integrales, somos en tres palabras **cuerpo, mente y alma.**

Cultivar la mente sin mejorar tu aspecto físico, sería una victoria vana. Elevar tu mente y cultivar tus cualidades físicas al más alto nivel sin nutrir tu alma, te dejaría vacio, insatisfecho y por consiguiente emocionalmente inestable.

La **magia** para perder peso esta dentro de ti. Los magos son videntes que ven la realidad en todo su conjunto, no en sus diversos componentes.

El poder de la **magia** para perder peso, **inicia con el dominio de los pensamientos positivos:** imaginar lo que quieres, te gusta y te hace sentir bien. Cuando te sientes bien, automáticamente tus pensamientos también son buenos.

Si quieres perder peso, has uso de tu **magia** interior: transmite amor imaginando y sintiendo que tienes el cuerpo que deseas y nunca pierdas ese estado, ese es tu propósito, debes tenerlo claramente definido, alejándote de los distractores, y manejando diestramente todos los "obstáculos", que deben ser convertidos en retos. Para ello en tu mente deben prevalecer los pensamientos positivos, mantenerte enfocado en el presente, y tu espíritu debe estar más fuerte que una roca.

Busca una libreta y escribe tus metas mentales, emocionales, espirituales y físicas, una meta no es tal si no lo anotas por escrito, y ponle fecha, nunca te marques una meta sin ponerle plazo. Una meta debe ser siempre medible, específica, tener tiempo y ser alcanzable.

Analiza tus fortalezas y debilidades, tus esperanzas y tus sueños, también por escrito, haz tu plan.

Pega imágenes y haz dibujos de lo que quieres alcanzar, de cómo te quieres ver. Debes sentirte entusiasmado y emocionado al hacerlo, como si fuera ya una realidad.

Revisa la libreta cada día aunque sea unos minutos, conviértela en tu amigo íntimo, será tu motivador personalizado y los resultados que obtendrás te asombrarán.

En el proceso de alcanzar las metas habrá momentos, como les llamo yo, de "patinones"..., es mejor patinar de vez en cuando que patinar todos los días. Ríete de ellos, aprende a reírte de ti mismo, no tomes tan en serio la vida y disfrútala, y veras como poco a poco te manejarás mejor en la pista de tu día a día, hasta lograr adquirir hábitos positivos.

Recuerda que los seres humanos somos esclavos de los hábitos, y si vamos a ser esclavos de ellos, seamos esclavos de los hábitos positivos. Una vez que tengas identificados los hábitos que debes cambiar, y concretizados como metas, debes ser firme en tu actuar, un día a la vez, durante 21 días consecutivos, ya que para que un comportamiento nuevo se convierta en hábito, hay que realizar esa nueva actividad 21 días seguidos, tiempo en que generalmente, en el cerebro, se crea una nueva conexión neuronal.

Es importante que sepas que los malos hábitos no se pueden borrar, pero si pueden ser sustituidos, para que ello ocurra debes salir de tu zona de confort, invertir tal energía y entusiasmo, que el antiguo hábito se retire por sí mismo. Es una lucha constante de un día a la vez, primero para sustituirlo, y luego para mantenerlo.

En el proceso de sustitución de hábitos, en el camino a seguir para alcanzar tus metas, debes desarrollar la habilidad de la paciencia y del autodominio, forjarte un carácter sólido, desarrollar fortaleza mental, y vivir con coraje, logrando así el premio de la realización, satisfacción personal, y paz interior, disfrutando tu presente.

Durante el proceso, cabe la posibilidad que tengas que utilizar terapias de apoyo: productos farmacéuticos, nutraceúticos, transferceúticos y técnicas de motivación y relajación, incluso cirugía bariátrica, según tus necesidades personales. Para ello debes buscar ayuda profesional.

Debes recordar que cada día es el inicio de un nuevo reto, una oportunidad única, para practicar esa **magia** que llevas dentro, que es la que te llevará a sustituir permanentemente tus hábitos negativos a positivos, con el añorado resultado de perder peso.

Te aseguro que los resultados obtenidos, serán tan extraordinarios, que parecerán sobrenaturales, y será entonces cuando te convencerás, que la **magia** para perder peso, siempre estuvo dentro de ti.

"Haz lo que tengas que hacer resueltamente
con todo tu corazón. El viajero que duda,
únicamente levanta polvo en el camino."
Gautama Buddha (536-483 AC.)
Religioso indio. Fundador del Budismo.

EL FINAL DEL INICIO
"¡Todo visto desde el cristal de mis ojos!"

BIOGRAFÍA

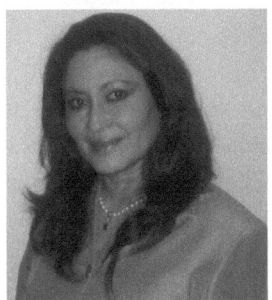

Loira Ramona Rodríguez Carias de Maradiaga

Nací en Tegucigalpa, Honduras el 14 de septiembre de 1960, de madre hondureña y padre puertorriqueño.

A los cinco meses de edad viajé con mis padres, hacia Arecibo, Santa Ana, Puerto Rico, trasladándome luego a Bayamón donde viví hasta los seis años. A esa edad regresé a Tegucigalpa, Honduras.

Educación escolar y media realizada en el Instituto Sagrado Corazón, egresando como Bachiller en Ciencias y Letras. Graduada como Doctora en Medicina y Cirugía en la Universidad Nacional Autónoma de Honduras. Egresada del Instituto de Nutrición de Centroamérica y Panamá con Máster en Alimentación y Nutrición, y de la Universidad de León Nicaragua con Máster en Salud Pública y Epidemiología.

Durante mis estudios universitarios de medicina contraje matrimonio, procreando tres hijos varones. Casada hace treinta años. Fiel creyente del amor, unión e integridad familiar.

Trabajé durante diez años con la Secretaría de Salud Pública de Honduras, como médico asistencial y cargos administrativos.

Actualmente trabajo en el campo de nutrición clínica, educación y motivación para estilos de vida saludable, con oficina ubicada en Clínicas Medicentro de la cual soy socia fundadora y miembro de la junta directiva.

Presidenta actual de la Fundación Ceibeña para el Cuidado del Corazón y Diabetes.

Fundadora y miembro actual de la junta directiva, Fundación Educacional Palmeras.

Jugadora de baloncesto desde los nueve años, seleccionada nacional, campeona centroamericana.

Amante de la lectura y participación en talleres y jornadas de motivación, desarrollo personal y conducta humana, desde temprana edad hasta la actualidad.